Anand Gupta

Un sommeil merveilleux avec l'aide du yoga

Douze techniques pour améliorer vos habitudes de sommeil

Yoga pour tous #2

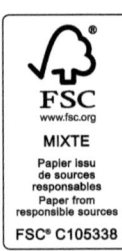

© 2016, Anand Gupta

Traduit de l'anglais (américain) par Eric Baron

Edition : BoD - Books on Demand

12/14 rond-point des Champs Elysées

75008 Paris

Imprimé par BoD – Books on Demand, Norderstedt

ISBN : 978-2-3220-7812-7

Dépôt légal : 06/2016

Introduction

En achetant ce livre, vous accepter entièrement cette clause de non-responsabilité.

Aucun conseil

Le livre contient des informations. Les informations ne sont pas des conseils et ne devraient pas être traités comme tels.

Si vous pensez que vous souffrez de n'importe quel problème médicaux vous devriez demander un avis médical. Vous ne devriez jamais tarder à demander un avis médical, ne pas tenir compte d'avis médicaux, ou arrêter un traitement médical à cause des informations de ce livre.

Pas de représentations ou de garanties

Dans la mesure maximale permise par la loi applicable et sous réserve de l'article ci-dessous, nous avons enlevé toutes représentations, entreprises et garanties en relation avec ce livre.

Sans préjudice de la généralité du paragraphe précédent, nous ne nous engageons pas et nous ne garantissons pas :

• Que l'information du livre est correcte, précise, complète ou non-trompeuse ;

• Que l'utilisation des conseils du livre mènera à un résultat quelconque.

Limitations et exclusions de responsabilité

Les limitations et exclusions de responsabilité exposés dans cette section et autre part dans cette clause de non-responsabilité : sont soumis à l'article 6 ci-dessous ; et de gouverner tous les passifs découlant de cette clause ou en relation avec le livre, notamment des responsabilités découlant du contrat, en responsabilités civiles (y compris la négligence) et en cas de violation d'une obligation légale.

Nous ne serons pas responsables envers vous de toute perte découlant d'un événement ou d'événements hors de notre contrôle raisonnable.

Nous ne serons pas responsable envers vous de toutes pertes d'argent, y compris, sans limitation de perte ou de dommages de profits, de revenus, d'utilisation, de production, d'économies prévues, d'affaires, de contrats, d'opportunités commerciales ou de bonne volonté.

Nous ne serons responsables d'aucune perte ou de corruption de données, de base de données ou de logiciel.

Nous ne serons responsables d'aucune perte spéciale, indirecte ou conséquente ou de dommages.

Exceptions

Rien dans cette clause de non-responsabilité doit : limiter ou exclure notre responsabilité pour la mort ou des blessures résultant de la négligence ; limiter ou exclure notre responsabilité pour fraude ou représentations frauduleuses ; limiter l'un de nos passifs d'une façon qui ne soit pas autorisée par la loi applicable ; ou d'exclure l'un de nos passifs, qui ne peuvent être exclus en vertu du droit applicable.

Dissociabilité

Si une section de cette cause de non-responsabilité est déclarée comme étant illégal ou inacceptable par un tribunal ou autre autorité compétente, les autres sections de cette clause demeureront en vigueur.

Si tout contenu illégal et / ou inapplicable serait licite ou exécutoire si une partie d'entre elles seraient supprimées, cette partie sera réputée à être supprimée et le reste de la section restera en vigueur.

Chapitre 1 - Exercices de respiration 9

  Nadi Shodhan pranayama (respiration alternée) 9

  Respiration profonde 13

  Respiration avec visualisation 14

Chapitre 2 - Postures de yoga assis ou agenouillé 16

  La posture du chat (qui s'étire) (Marjariasana) 19

  La posture de l'enfant (Shishuasana) 22

  La posture de la tête au genou (Janu Sirsasana) 24

  La posture de la flexion en avant (Paschimottanasana) 27

Chapitre 3 – Diverses postures de yoga 30

  La pose des jambes sur le mur (Viparitakarani) 30

  La posture allongée de l'angle lié ou la pose de la déesse du sommeil (Supta Baddha Konasana) 33

  La posture des mains aux pieds (Hastapadasana) 38

  La posture du cadavre (Shavasana) 40

Conclusion 45

8

Chapitre 1 - Exercices de respiration

Étonnamment, respirer de la « bonne » manière peut induire un sommeil profond et détendu. Bien qu'il ne soit pas essentiel de pratiquer ces exercices à jeûn, de meilleurs résultats peuvent être obtenus si vous attendez un certain temps après le dîner. La période d'attente peut être d'une heure, voire plus.

Nadi Shodhan pranayama (respiration alternée)

Ici, Nadi fait référence au flux d'énergie subtile de votre corps ; Shodhan fait référence au procédé de purification ou de nettoyage ; et pranayama se réfère à une méthode structurée de respiration. L'idée est de calmer votre système nerveux, vous débarrasser de la fatigue et de l'anxiété, de réguler la température de votre corps et libérer toutes les tensions accumulées dans votre corps et votre esprit. Cette technique a également des effets bénéfiques sur votre système respiratoire et circulatoire. Par-dessus tout, un équilibre harmonieux est atteint entre les hémisphères droit et gauche de votre cerveau.

Au départ, installez-vous en tailleur sur un tapis de sol. Ou vous pouvez vous asseoir sur votre lit. Assurez-vous que votre colonne vertébrale est droite, mais que vos épaules ne sont pas raides. Cela aide de sourire ! Ensuite, faites toucher le bout de votre index et le bout de votre pouce gauche. Placez votre main gauche (avec la paume vers le haut) sur votre genou gauche. Maintenant, placez le bout de votre index et de votre majeur de la main droite entre vos sourcils. Alors que le petit doigt et l'annulaire sont à placer sur votre narine gauche, le pouce doit être placé sur la narine droite. Cela est destiné à ouvrir et fermer vos narines. Vous êtes maintenant prêt à effectuer une dizaine de tours ou plus d'inhalations et expirations profondes.

Fermez votre narine droite à l'aide de votre pouce et libérez l'air doucement par la narine gauche. Ensuite, inspirez profondément par la narine gauche. Fermez-là, retenez votre souffle pendant un certain temps et expirez par la narine droite. Répétez ces mouvements, en commençant par la narine droite cette fois. Vous avez terminé un cycle de respiration alternée.

Veuillez vous rappeler de maintenir une respiration normale, douce, silencieuse et naturelle. N'exercez pas une force inutile sur vos narines ou vos poumons. De même, n'appliquez pas une pression excessive sur l'espace entre vos sourcils, ainsi que sur votre nez. Assurez-vous de ne pas garder votre bouche ouverte et de ne pas respirer par la bouche. Il sera facile de se concentrer sur votre respiration si vous gardez les yeux fermés.

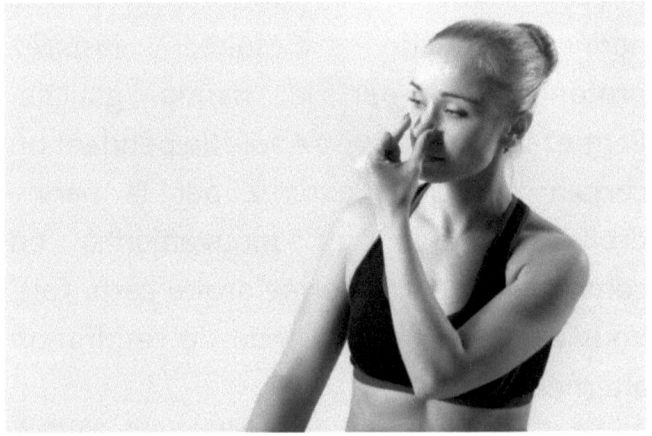

fizkes@fotolia

Respiration profonde

Elle peut être pratiquée allongé confortablement sur votre matelas. Vous devez vous allonger sur le dos. Placez vos bras naturellement à vos côtés et écartez vos pieds de la largeur de vos hanches. Fermez les yeux. Inspirez et expirez profondément, trois ou quatre fois. Vous devez sentir vos poumons se remplir et se vider complètement. Maintenant, vous êtes prêt à commencer l'exercice.

Inspirez profondément par le nez en comptant jusqu'à 4. En même temps, contractez le fond de votre gorge légèrement. Le son de votre respiration doit être doux, semblable aux ronflements d'un bébé ou au bruit des vagues allant et venant. Ensuite, retenez votre souffle en comptant jusqu'à 4. Enfin, expirez tout en respectant le même nombre de quatre.

Assurez-vous que votre gorge reste légèrement contractée même en expirant.

Répétez ces mouvements cycliques en augmentant votre décompte jusqu'à six, huit, dix et douze. Vous pouvez aller plus loin si vous le souhaitez. Dès que vous atteignez votre limite, commencez à diminuer le décompte. Au moment où vous revenez à 5, vous devez vous sentir merveilleusement endormi.

Respiration avec visualisation

Allongez-vous sur le dos et placez vos bras naturellement de chaque côté de votre corps. Gardez vos yeux fermés. Inspirez profondément et retenez votre souffle pendant environ trois, quatre secondes. En expirant, imaginez que l'attraction gravitationnelle de la terre a augmenté d'environ un pour cent. Votre corps s'enfoncera naturellement dans le matelas. Détendez alors votre corps et laissez-le s'enfoncer dans le matelas. À mesure que vous continuez avec vos respirations "gravitationnelles", votre corps va continuer à s'enfoncer de plus en plus. Vous devriez être capable de vous assoupir bientôt, même au milieu de l'exercice. Dans le cas où vous souffriez de congestion nasale, tournez-vous sur le côté. Vous pouvez même ressentir le besoin de respirer par la bouche.

Chapitre 2 - Postures de yoga assis ou agenouillé

Vous pouvez opter pour des exercices de yoga qui peuvent être effectués en position assise si vous n'êtes pas à l'aise avec les techniques de respiration. S'il vous plaît, prenez soin d'espacer de deux ou deux heures et demi entre votre dernier repas de la journée et la pratique de ces techniques.

La posture de l'angle lié ou la position du papillon (Baddha Konasana)

Baddha signifie lié, tandis que kona signifie angle ou coin. Asana fait référence à la posture ou la pose. Sauf si vous souffrez de blessures au genou ou à l'aine, de troubles du bas du dos ou d'une sciatique, vous pouvez faire cet exercice. Il est parfait pour améliorer la souplesse, soulager la fatigue dans vos membres et maintenir un bon fonctionnement de votre tube digestif.

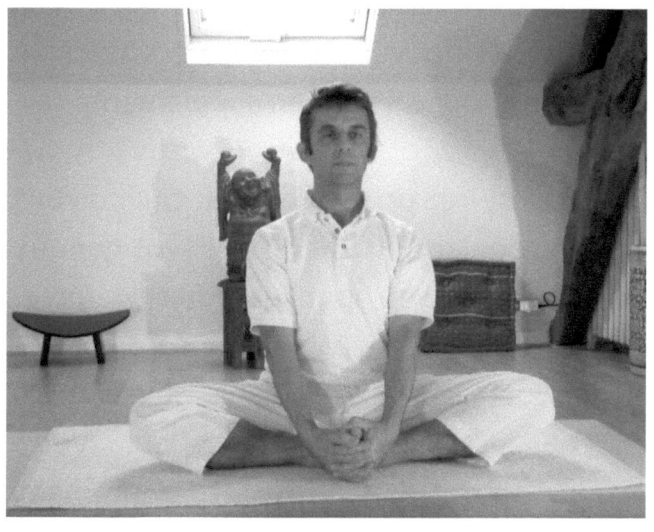

By Joseph RENGER (Own work) [GFDL (http://www.gnu.org/copyleft/fdl.html), CC-BY-SA-3.0 (http://creativecommons.org/licenses/by-sa/3.0/) or CC BY-SA 2.5-2.0-1.0 (http://creativecommons.org/licenses/by-sa/2.5-2.0-1.0)], via Wikimedia Commons

Au début, asseyez-vous sur un tapis de sol tout en gardant vos jambes tendues devant vous. Votre colonne vertébrale doit être droite. Ensuite, pliez les genoux. Vos pieds doivent être placés aussi près que possible de votre bassin, plante de pied contre plante de pied. Cela signifie que vos talons sont près de vos organes génitaux. Maintenant, serrez vos pieds des deux mains. Vous pouvez même les entourer de vos mains pour un soutien supplémentaire.

Parfait, inspirez profondément. Quand vous expirez, déplacez vos cuisses et vos genoux vers le bas. Appuyez avec force. Maintenant, bougez vos jambes de haut et en bas de façon continue, comme si elles étaient les ailes d'un papillon. Votre respiration doit rester normale. Commencez lentement, mais essayer d'augmenter la vitesse autant que possible. Lorsque vous avez atteint votre limite, commencez à ralentir. Enfin, arrêtez et inspirez profondément. En expirant, penchez-vous en avant. Gardez votre colonne vertébrale et le menton droits. Vos coudes doivent être en appui sur vos genoux ou sur vos cuisses. Poussez-les vers le sol et sentez l'étirement de vos adducteurs tout au long. Respirez longuement et profondément à plusieurs reprises. Maintenant, redressez-vous. Enfin, revenez à la position initiale, tout en libérant votre souffle. Tendez vos jambes et détendez-vous.

La posture du chat (qui s'étire) (Marjariasana)

Sauf si vous souffrez de problèmes liés à votre cou ou au dos, vous pouvez tenter cet exercice. Vous êtes censé imiter un chat (Marjari) qui s'étire ! Cela devrait vous aider à comprendre les avantages qu'offre cette posture. Vous pouvez vous attendre à voir de grandes améliorations dans votre circulation sanguine, votre digestion et les mouvements de vos muscles. C'est surtout une technique merveilleuse pour apaiser votre esprit troublé, vous aidant ainsi à dormir paisiblement.

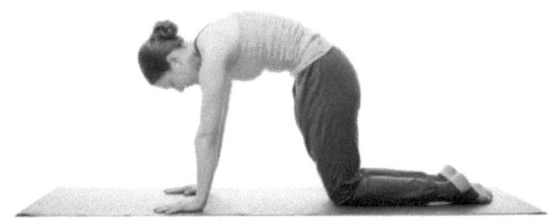

f9photos @ fotoloa

Restez sur le tapis de sol, mais mettez-vous à quatre pattes. Votre dos doit ressembler à une table. Membres supérieurs et inférieurs peuvent être vus comme les pieds de la table. Vos mains doivent être en alignement avec vos épaules, posées à plat sur le tapis. Vos genoux doivent être écartés l'un de l'autre de la largeur de vos hanches. Gardez votre tête droite et regardez droit devant.

Maintenant, inspirez profondément. Tout en inspirant, soulevez votre menton, inclinant ainsi votre tête vers l'arrière. Maintenant, creusez votre dos et tendez votre coccyx. Essayez de contracter légèrement les fesses. Vous pouvez ressentir une petite sensation de picotement. Respirez longuement et profondément en maintenant cette pose pendant un certain temps. Maintenant, expirez. Laissez alors descendre votre menton jusqu'à ce qu'il touche votre poitrine. Cambrez le dos aussi haut que possible. Détendez les fesses. Tenez la position un certain temps avant de revenir à la position de départ. Vous pouvez répéter cet exercice environ cinq ou six fois. Il vous aidera à atteindre un état paisible et méditatif.

La posture de l'enfant (Shishuasana)

Shishu signifie enfant. Lorsque vous retombez en enfance grâce à cette technique, vous vous sentez incroyablement calme et tranquille. Cette posture affecte directement le dos (le siège de tensions) et le système nerveux. Elle soulage également la constipation, si vous souffrez de ce mal. Par conséquent, si vous n'êtes pas enceinte, n'avez pas de problèmes digestifs graves, ne souffrez pas de problèmes de dos ou de blessures aux genoux, vous pouvez faire cet exercice.

Pour commencer, asseyez-vous sur vos talons. Cela signifie que votre région pelvienne est posée dessus. Laissez vos bras tomber naturellement. Maintenant, sans lever vos hanches, penchez-vous en avant. Tout en baissant votre front vers le tapis, étirez vos bras vers l'avant chaque côté de votre tête. Vos coudes, mains, poignets et paumes doivent toucher le tapis. Dans le cas où vous ne seriez pas en mesure de poser votre front sur le tapis, essayez cette méthode alternative. Placez vos poings l'un sur l'autre et faites reposer votre front dessus. Votre poitrine doit être pressées contre vos cuisses, mais doucement. Tenez la position un certain temps. Revenez sur vos talons lentement. Vous devez avoir l'impression que chacune des vertèbres de votre colonne se déroulent une par une. Enfin, détendez-vous. Vous pouvez faire cet exercice autant de fois que vous le souhaitez.

La posture de la tête au genou (Janu Sirsasana)

En plus de baisser votre fréquence cardiaque et de calmer votre esprit, cette posture particulière sert à améliorer la souplesse de vos articulations et muscles. En fait, il étend votre corps tout entier. Par conséquent, sauf si vous avez des problèmes extrêmement graves avec votre système musculo-squelettique, vous devez faire cet exercice.

Tout d'abord, installez-vous sur le tapis de sol. Allongez vos jambes. S'il vous plaît ne vous avachissez pas. Cependant, vous pouvez pliez vos genoux légèrement si vous sentez que votre colonne vertébrale est tendue comme il faut. Ensuite, pliez la jambe droite de telle sorte que la plante de votre pied entre en contact avec l'intérieur de votre cuisse gauche. Le talon vient près de l'aine. Le genou droit doit rester au sol. Si vous trouvez cela difficile, placez un coussin sous votre genou pour un soutien supplémentaire. Laisser votre jambe gauche tendue.

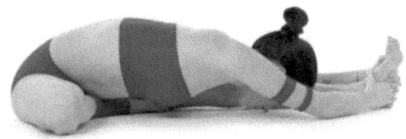

By Kennguru (Own work) [CC BY 3.0 (http://creativecommons.org/licenses/by/3.0)], via Wikimedia Commons

En inspirant profondément, levez vos bras au-dessus de votre tête, gardez-les dans l'alignement de vos oreilles. En expirez lentement, penchez-vous en avant. Vos deux mains doivent saisir les orteils ou le milieu de votre pied gauche. Voyez si votre front est capable de toucher votre genou. Tenez cette posture, ainsi que votre respiration, aussi longtemps que vous le pouvez. Si vous souhaitez maintenir la position plus longtemps, respirez normalement. En revenant à la position assise, inspirez profondément. Enfin, étirez la jambe droite. Répéter tous les mouvements avec la jambe gauche. Ceci termine un tour. Vous pouvez faire plusieurs répétitions.

La posture de la flexion en avant (Paschimottanasana)

Cet exercice est destiné à étirer (uttana) votre dos (paschima). En réalité, il aidera votre corps tout entier à s'étirer, du haut de votre tête jusqu'à vos orteils. Il ne convient donc pas si vous souffrez d'ulcères, d'une sciatique, êtes enceinte, avez de l'asthme, ou êtes sujet à des douleurs causées par une hernie discale. Autrement c'est une posture merveilleuse offrant de multiples avantages. Par exemple, si vous êtes en surpoids, avez des problèmes avec votre cycle menstruel ou souffrez de problèmes de l'appareil digestif, il n'y a pas de meilleur remède que cet exercice de yoga. En outre, votre colonne vertébrale va acquérir une plus grande souplesse avec le temps. Le meilleur est que cet asana est parfait pour se soulager du stress. Toute votre anxiété et irritabilité disparaîtront quand votre esprit atteint la paix profonde.

Asseyez-vous sur le tapis de sol avec vos jambes étendues devant vous. Les orteils doivent être tendus vers vous. Assurez-vous que vos épaules ne s'avachissent pas ou que votre dos s'arrondisse. Gardez vos bras naturellement de chaque côté.

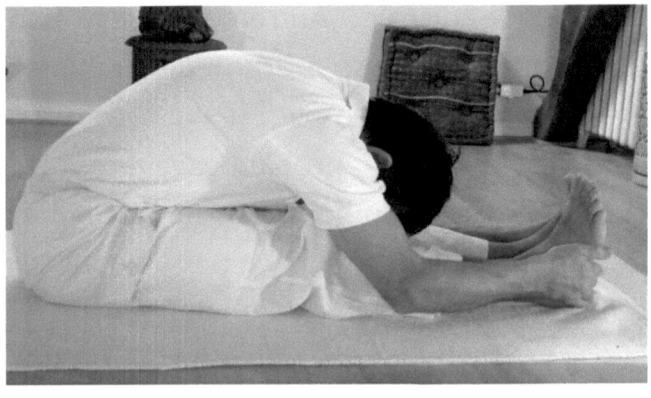

von Joseph RENGER (Eigenes Werk) [GFDL (http://www.gnu.org/copyleft/fdl.html), CC-BY-SA-3.0 (http://creativecommons.org/licenses/by-sa/3.0/) oder CC BY-SA 2.5-2.0-1.0 (http://creativecommons.org/licenses/by-sa/2.5-2.0-1.0)], via Wikimedia Commons

En inspirant, levez vos bras tendus au-dessus de votre tête. Lorsque vous expirez doucement, penchez-vous en avant de telle sorte que vos doigts sont en mesure de saisir vos orteils. Essayez de tirer vos orteils vers vous. Vous pouvez sentir l'allongement de vos muscles du dos quand vous vous penchez en avant. Assurez-vous de ne pas plier les genoux. Maintenant, inspirez. En même temps, soulevez légèrement la tête. En expirant, poussez votre dos vers vos genoux. Effectuer deux ou trois fois cette série d'inhalations et d'exhalations. Lorsque vous y êtes, laissez juste tomber votre tête. Inspirez profondément pendant une minute ou deux. Retirez vos doigts de vos orteils et étendez vos bras devant vous. En inspirant, levez les bras. En expirant, ramenez-les à leur position de départ. Vous pouvez répéter cet exercice trois à quatre fois, mais pas plus.

Chapitre 3 – Diverses postures de yoga

En plus de tous les exercices mentionnés précédemment, d'autres peuvent être effectués dans les postures debout et couchée. Les règles restent les mêmes ; ces poses ne peuvent pas être effectuées immédiatement après avoir mangé.

La pose des jambes sur le mur (Viparitakarani)

Vous pouvez oublier le reste du monde avec cette posture facile ! Maux de tête lancinants ainsi que les douleurs dans les membres inférieurs fatigués vont disparaître comme par magie. En outre, le cerveau et l'esprit se calment avec l'équilibre du flux sanguin. Toutefois, s'il vous plaît, n'essayez pas cet exercice si vous souffrez d'une grave douleur au bas du dos ou avez des douleurs articulaires. Viparita se réfère à l'envers ou l'inverse, tandis que karani signifie l'action.

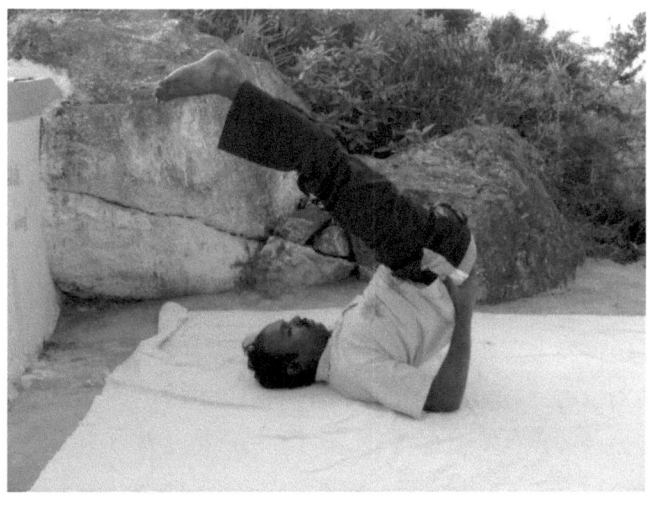

von Thamizhpparithi Maari (Eigenes Werk) [CC BY-SA 3.0 (http://creativecommons.org/licenses/by-sa/3.0)], via Wikimedia Commons

Allongez-vous sur le dos, sur un tapis de sol, de sorte de faire face à un mur. Si vous sentez que vos fesses ont besoin de soutien, vous pouvez placer un traversin ou une couverture pliée en deux sous elles. Soulevez une jambe et placez votre pied sur le mur. Faites la même chose avec l'autre jambe. Vos bras doivent être étendus le long de votre corps, avec les paumes tournées vers le plafond. Installez-vous de manière aussi confortable que possible. Puis essayez d'amener votre région pelvienne aussi près que possible du mur, avec ou sans support. Cela permettra d'assurer que vos jambes sont verticales contre le mur. Fermez les yeux. Inspirez et expirez profondément, plusieurs fois. Si vous vous sentez que la lumière vous fait mal aux yeux, vous pouvez placer un bandeau sur vos yeux. Maintenez la posture aussi longtemps que vous le pouvez. Baissez les jambes doucement et revenez à la position de départ. Vous pouvez effectuer plusieurs répétitions.

La posture allongée de l'angle lié ou la pose de la déesse du sommeil (Supta Baddha Konasana)

Supta est un autre terme pour « couché » ou « allongé ». Baddha se réfère à l'acte d'être lié. Kona, bien sûr, fait référence à l'angle. Dans le cas où vous êtes sensibles aux blessures du genou ou de l'aine, il serait préférable de placer des couvertures sous vos cuisses pour un soutien supplémentaire. Et dans le cas où vous êtes enclin aux blessures au dos en raison d'une faiblesse des os et des muscles, mieux vaut éviter cet exercice. De même, si vous avez récemment accouché d'un enfant ou êtes enceinte, ne faites pas cette posture. Dans tous les cas, si vous êtes en mesure de pratiquer cette pose régulièrement, vous en tirerez des avantages énormes. Par exemple, vos organes abdominaux seront stimulés dans une mesure telle que votre péristaltisme intestinal en sera amélioré. Les muscles de l'aine et des cuisses seront renforcés par le regain d'énergie qui circule dans votre région pelvienne. Dans l'éventualité où vous souffrez du syndrome prémenstruel ou du blues de la ménopause, cet exercice peut se révéler être un remède merveilleux. Encore mieux, la posture allongée de l'angle lié est idéale pour soulager la dépression et le stress causé par un système nerveux central déséquilibré. Votre esprit ne sera plus victime de l'inquiétude et de l'anxiété qui dérangent votre sommeil depuis si longtemps.

Placez un tapis sur le sol. Installez-vous dessus avec vos jambes serrées et étendues face de vous. Si vous vous sentez mal à l'aise, vous pouvez pliez vos genoux mais légèrement. Les pieds doivent être fléchis, avec les orteils pointant vers le plafond.

Assurez-vous que votre dos n'est pas arqué, mais droit. Rentrez le menton légèrement. Placez vos mains de chaque côté de votre corps ou posez-les sur vos cuisses.

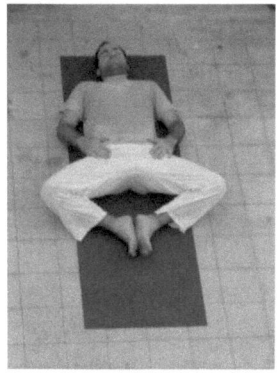

von Der ursprünglich hochladende Benutzer war Trollderella in der Wikipedia auf Englisch, cropped by Ludmiła Pilecka (Detail od File:YogaClass.jpg) [CC BY-SA 2.0 (http://creativecommons.org/licenses/by-sa/2.0)], via Wikimedia Commons

Commencez l'exercice en pliant les genoux. Ainsi, il sera facile de déplacer vos talons vers votre région pelvienne. Gardez la plante de vos pieds pressée l'une contre l'autre. Maintenant, laissez retomber vos genoux de telle sorte qu'ils s'ouvrent de chaque côté. Écartez-les autant que possible tout en gardant une position confortable. À la fin, vos genoux peuvent réellement toucher le sol ou être légèrement au-dessus. Si vous êtes dans cette dernière situation, placez quelques couvertures pliées ou un traversins sous vos genoux. Vos muscles ne vont pas se crisper. Vous pouvez obtenir un soutien supplémentaire pour vos genoux en vous penchant vers l'arrière et en laissant vos coudes toucher le sol. Ne vous arrêtez pas là. Continuez à vous baisser doucement, jusqu'à ce que votre dos rencontre le tapis. Vous êtes maintenant dans la position couchée. Gardez vos yeux fermés.

Inspirez profondément. Quand vous expirez, déplacez vos bras autour et au-dessus de votre tête. Vos mains doivent se rejoindre dans une position de prière. Les doigts doivent pointer dans la direction opposée de votre corps. Vous pouvez déplacer vos fesses doucement afin d'ajuster votre posture et d'étirer la colonne vertébrale. En fait, étirez autant que vous le pouvez sans permettre à vos épaules de se déplacer vers le haut et de toucher vos oreilles. Quand vous expirez lentement, votre corps commence à se détendre. Maintenez cette position pendant une minute et respirer naturellement tout le temps. Afin de sortir de cette pose, ramenez vos genoux ensemble. Vous pouvez vous aider de vos mains, si nécessaire. Roulez sur votre côté droit. Mettez-vous en position fœtale. Votre bras droit sert d'oreiller pour votre tête. Pliez votre bras gauche de telle sorte que la paume vienne reposer sur le tapis, face à votre cage thoracique. Après un peu de repos, asseyez-vous. Faites plusieurs répétitions.

La posture des mains aux pieds (Hastapadasana)

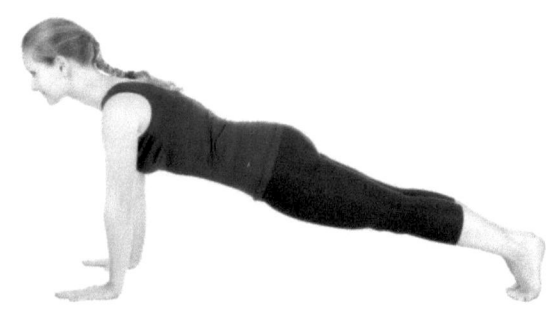

byheaven@Fotolia

Sauf si vous souffrez de problèmes cervicaux, de blessures à la partie inférieure du dos ou de spondylarthrite, vous pouvez tenter cet exercice. Comme son nom sankrit l'indique, hasta se concentre sur les mains tandis que Padah se concentre sur les pieds. Vous serez heureux d'observer à quelle vitesse votre souplesse de votre colonne vertébrale augmente et la manière dont vos organes abdominaux se tonifient à mesure que les jours passent. Les muscles de votre dos recevront un sacré étirement. Votre système nerveux va immensément se détendre avec l'amélioration de votre circulation sanguine.

Tenez-vous debout sur votre tapis avec les pieds joints. Laissez vos bras pendre de chaque côté de votre corps. Assurez-vous que votre poids est réparti de manière égale sur les deux pieds. Maintenant, inspirez profondément et levez vos bras au-dessus de votre tête. Quand vous expirez doucement et lentement, penchez-vous en avant en gardant le dos droit. Votre torse doit se déplacer vers vos pieds. Vos mains peuvent reposer sur vos jambes ou sur le sol à côté de vos pieds. Votre tête doit être en appui sur vos genoux. Maintenez la position aussi longtemps que vous pouvez confortablement le faire, respirez normalement tout du long. Inspirez profondément à nouveau. En inspirant, étirez vos bras vers l'avant. Soulevez votre torse jusqu'à ce que vous atteigniez la position debout. En libérant l'air, abaissez vos bras. Vous pouvez faire autant de répétitions que vous le souhaitez.

La posture du cadavre (Shavasana)

En sanskrit, Shava signifie cadavre. Cela veut dire que votre posture de repos devrait ressembler à la pose allongée d'un corps mort. Vous pouvez mettre fin à une séance d'exercices de yoga avec cette posture, car elle est destinée à une guérison profonde. Si vous avez un souci médical qui vous empêche de vous coucher sur le dos, ne faites pas cet exercice. Dans le cas contraire, il est adapté pour tous. Il n'y a pas de meilleur exercice que celui-ci pour résoudre vos problèmes avec le stress et l'anxiété, la tension artérielle ou l'insomnie. Quand vous êtes allongé dans un état méditatif profond, votre corps tout entier subit un processus de rajeunissement. Votre esprit, corps et âme atteignent à nouveau un état de parfaite harmonie.

Allongez-vous confortablement sur le tapis de sol. Ne pas utiliser de coussins ou d'oreillers pour le soutien ; vous n'avez besoin d'aucun type de support. Un petit coussin peut être placé sous la nuque, si c'est indispensable. Sinon, détendez-vous et fermez les yeux. Gardez vos jambes écartées, sans vous soucier de l'écart entre elles. En fait, vous devriez juste les jeter naturellement ! Vos orteils doivent pointer latéralement et non pas tout droit vers le plafond. De même, placez vos bras naturellement de chaque côté, mais à une certaine distance du corps. Veillez à ce que vos paumes soient tournées vers le haut, vers le plafond. Gardez vos yeux fermés.

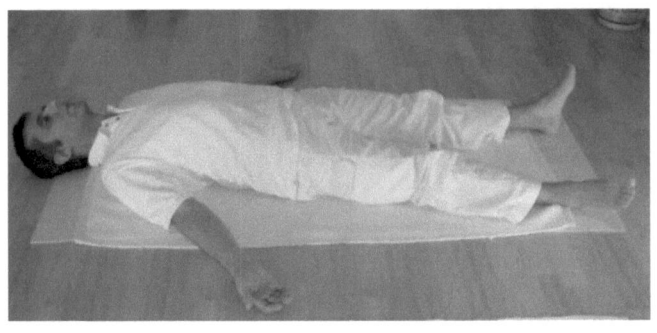

von Joseph RENGER (Eigenes Werk) [GFDL (http://www.gnu.org/copyleft/fdl.html), CC-BY-SA-3.0 (http://creativecommons.org/licenses/by-sa/3.0/) oder CC BY-SA 2.5-2.0-1.0 (http://creativecommons.org/licenses/by-sa/2.5-2.0-1.0)], via Wikimedia Commons

Tout en continuant de respirer doucement et normalement, concentrez votre attention sur chaque partie de votre corps en commençant par le pied droit. Demandez à votre pied droit de se détendre en premier. Ensuite commandez à vos chevilles, genoux et jambes de se reposer. Passez à vos cuisses, vos hanches et ainsi de suite. À mesure que vous continuez à donner vos instructions, vous remarquerez que vos muscles commencent à se détendre. Arrêtez-vous lorsque vous atteignez le sommet de votre tête. Demandez à votre corps tout entier de se détendre. Vous devez vous rappeler que l'air entrant sert à dynamiser votre corps, tandis que l'air sortant sert à le détendre. Ne laissez pas des pensées indésirables faire intrusion. Ramenez toujours votre attention sur votre respiration et votre corps. C'est comme si vous vous abandonniez au tapis de sol et laissiez tout le reste aller. Il est possible que vous vous endormie en faisant cet exercice ! Essayez de vous rester éveillé, mais avec un esprit en paix.

Lorsque les 20 minutes se sont écoulées, vous pouvez rouler sur votre côté droit. Restez couché avec vos yeux fermés ; ne vous asseyez pas tout de suite. Après un temps, utilisez votre main droite pour vous relever dans une position assise. Peu à peu, prenez conscience de votre environnement immédiat. Enfin, ouvrez vos yeux lentement. Bien entendu, cette position n'est pas à répéter ! Vous serez reconnaissant pour le sommeil profond qui suit la pratique de la pose de cadavre.

Conclusion

Faire des exercices de yoga afin d'obtenir un sommeil réparateur est une excellente idée, mais vous devriez aussi vous efforcer de changer vos habitudes. Par exemple, il n'est pas bon de se livrer à des activités qui vous invitent à penser et à analyser. Regarder des films d'horreur tard dans la nuit, les feuilletons télévisés, jouer à des jeux vidéo sur l'ordinateur, la vérification des emails, etc., entrent dans cette catégorie. Au lieu de cela, il serait préférable d'écouter de la musique douce, lire quelques pages d'un bon livre, etc., avant d'aller au lit. Là encore, vous devez établir un modèle de sommeil sensé. Cela signifie que vous devriez essayer d'aller au lit à la même heure tous les soirs. De même, décider de vous réveiller à la même heure chaque jour. Assurez-vous de garder un écart de deux à trois heures entre le dîner et le coucher. Dans le cas contraire, l'activité de votre système digestif ne vous permettra pas de dormir. Évitez les stimulants, autant que possible. Si vous vous sentez somnolent dans l'après-midi, faites une sieste pendant 20 ou 30 minutes seulement. Si vous dormez plusieurs heures, vous allez rester éveillé la nuit. Surtout, essayez de rester heureux et satisfait même à la fin d'une journée mouvementée en vous nourrissant de pensées positives votre esprit subconscient.